Dr J. WOLFF

CONSEILLER INTIME
PROFESSEUR EXTRAORDINAIRE DE CHIRURGIE A L'UNIVERSITÉ DE BERLIN
DIRECTEUR DE LA POLICLINIQUE UNIVERSITAIRE
DE CHIRURGIE ORTHOPÉDIQUE

FORME ET FONCTION

LEURS RAPPORTS RÉCIPROQUES

DANS L'ORGANISME

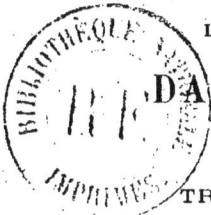

TRADUCTION ET PRÉFACE

Du Docteur TAVEL

Professeur à la Faculté de médecine de Berne
Directeur de l'Institut universitaire pour l'étude des maladies infectieuses

Avec 22 figures intercalées dans le texte

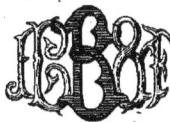

PARIS

LIBRAIRIE J.-B. BAILLIÈRE ET FILS
Rue Hautefeuille, 19, près le boulevard Saint-Germain.

1901

DR J. WOLFF

CONSEILLER INTIME
PROFESSEUR EXTRAORDINAIRE DE CHIRURGIE A L'UNIVERSITÉ DE BERLIN
DIRECTEUR DE LA POLICLINIQUE UNIVERSITAIRE
DE CHIRURGIE ORTHOPÉDIQUE

FORME ET FONCTION

LEURS RAPPORTS RÉCIPROQUES

DANS L'ORGANISME

TRADUCTION ET PRÉFACE

Du Docteur TAVEL

Professeur à la Faculté de médecine de Berne
Directeur de l'Institut universitaire pour l'étude des maladies infectieuses

---

Avec 22 figures intercalées dans le texte

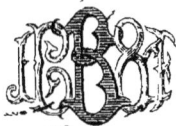

PARIS

LIBRAIRIE J.-B. BAILLIÈRE ET FILS
Rue Hautefeuille, 19, près le boulevard Saint-Germain.

—

1901

FORME ET FONCTION

LEURS RAPPORTS RÉCIPROQUES

DANS L'ORGANISME

INTRODUCTION

La conférence du professeur Wolff sur les rapports entre la forme et les fonctions des organes a été faite à Aix-la-Chapelle, à la deuxième session de la 72e assemblée des naturalistes et médecins allemands. Elle résume une série de travaux de cet auteur, traitant d'un sujet auquel il travaille depuis 1872.

Liste des travaux :

Über die innere Architectur der Knochen (Virchow's *Archiv.*, Bd 50, 1870).

Beitræge zur Lehre von der Heilung der Frakturen (Langenbeck's *Archiv*, Bd 14, 1872).

Das Gesetz der Transformation der inneren Architectur der Knochen bei pathologischen Verænderungen der æusseren Knochenform (*Sitzungsberichte der Kgl. preussischen Academie der Wissenschaften*, 1884, XXII).

Über die Ursachen und die Behandlung der Deformitæten (*Berliner Klinische Wochenschrift*, 1885, n°s 11 et 12).

Das Gesetz der Transformation der Knochen, in-folio, Berlin, 1892, Hirshwald.

Die Lehre von der functionnellen Pathogenese der Deformitæten (Langenbeck's *Archiv*, Band 53, H. 4, 1897).

La théorie de la pathogénie fonctionnelle des déformations, trad. franç. de Bilhaut, Paris 1897, Coccoz.

Die Lehre von der functionellen Knochengestalt(Virchow's *Archiv*, Band 155, 1899).

Bemerkungen zur Demonstration von Rœntgenbildern der Knochenarchitectur (*Berliner Klinishe Wochenschrift*, nos 18 et 19, 1900).

Hermann von Meyer, Culmann, Wolff, Roux et d'autres ont démontré les rapports de dépendance qui existent entre la forme et la fonction des organes en anatomie normale; ils ont fait voir que soit la forme, soit la structure de l'organe n'étaient que la résultante de la fonction et qu'un changement de fonction entraînait nécessairement un changement de forme et de structure.

Wolff a fait la même démonstration en pathologie et spécialement pour les lésions du tissu osseux. Sa théorie de la transformation des os a immédiatement été accueillie très favorablement par les anatomistes et physiologistes les plus en vue.

Roux, du Bois-Reymond, Virchow ont adopté le point de vue de Wolff que nous pouvons actuellement considérer comme scientifiquement établi.

En clinique malheureusement, on a fort peu tenu compte de ces travaux qui cependant modifient du tout au tout notre manière de comprendre la pathologie des os.

La résorption du cal à l'intérieur et à l'extérieur des os, ce procès qui a toujours été plus ou moins énigmatique et pour lequel on n'a guère donné que des explications téléologiques, apparaît désormais comme une conséquence nécessaire de la loi de Wolff, qui cependant semble être ignorée par la plupart des auteurs des traités modernes de clinique et de pathologie chirurgicales.

Il en est de même des modifications qui se produisent dans les malformations osseuses. Wolff y voit la conséquence des troubles fonctionnels alors que généralement on incrimine des processus absolument inexplicables d'atrophie, de compression, etc.

Partant de ce point de vue, Wolff cherche avant tout dans le traitement des malformations à rétablir la fonction normale, le rétablissement de la fonction entraînant nécessairement avec elle celui de la forme. Il faut avouer que si en thérapie, ce n'est pas toujours le chemin le plus court, c'est le plus logique et le plus idéal.

En mettant à la portée de tous les chirurgiens de langue française ce travail d'un haut intérêt, dont le texte est appuyé par des reproductions de pièces excessivement démonstratives, je crois avoir rendu un service à tous ceux que n'intéresse pas seulement la connaissance brutale d'un fait, mais que l'analyse logique et l'explication scientifique des phénomènes observés ne laisse pas indifférents.

E. TAVEL.

Berne, avril 1901.

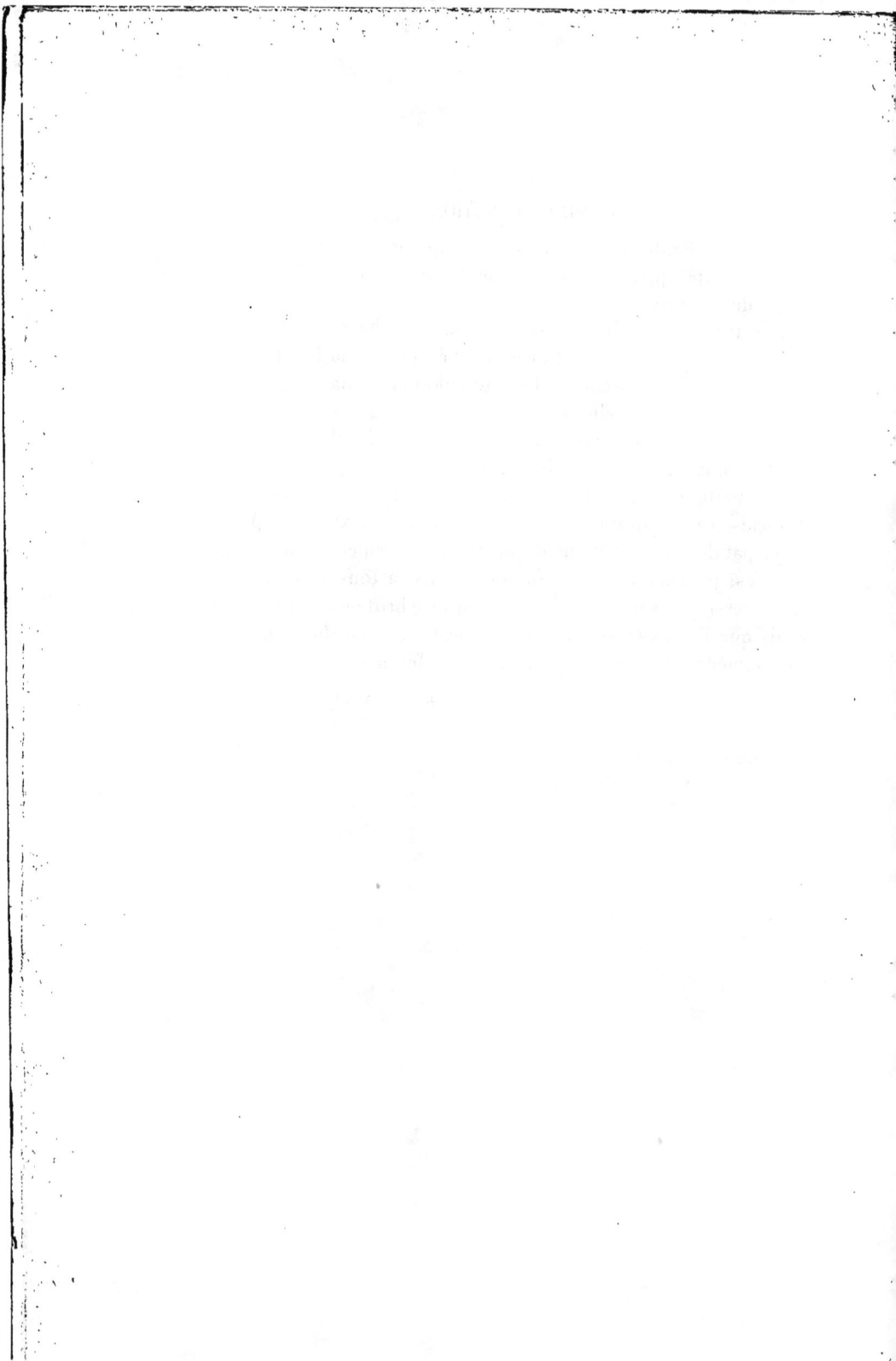

MESSIEURS,

Qu'il me soit permis de rappeler aujourd'hui à votre sou-
venir une découverte de grande valeur et de l'ajouter à la
*Revue du développement des sciences naturelles et médicales
au* xixe *siècle* à laquelle a été consacrée la première séance
générale de cette assemblée.

Je veux parler de la découverte du physicien et mathématicien de l'Ecole polytechnique de Zurich, *Culmann*, un savant allemand qui a démontré la concordance du trajet des
trabécules de la substance spongieuse des os, avec la direction des trajectoires de tension de la statique graphique.

Cette découverte montrait pour la première fois que dans
leurs phénomènes vitaux les plus délicats, les différents
éléments de l'organisme sont régis par des lois mathématiques et nous ouvrait de ce fait un vaste champ de recherches théoriques et pratiques dans le domaine de la biologie.

C'est tout spécialement sur la question des rapports réciproques de la forme et de la fonction des différentes parties
de l'organisme, que cette découverte a jeté une vive lumière.

Comme conséquence du principe de l'usage et du défaut
d'usage établi par *Lamarck*, la plupart des savants admet-
tent que la fonction a une action déterminante soit sur la
structure, soit sur la forme des organes qui servent à la
fonction.

D'après la théorie de *Darwin*, chaque changement de fonction détermine des formes nouvelles. La forme de chaque

partie, de chaque organe du corps se développe comme le dit par exemple *Jaekel* (1) « selon son genre de fonction ».

Herbert Spencer (2) s'est exprimé d'une manière analogue au sujet de la structure des éléments de l'organisme dans ses *Principes de biologie*, en disant que « *du commencement à la fin* la fonction est la cause déterminante de la structure. »

Ces conceptions et bien d'autres analogues sur les rapports réciproques de la forme et de la fonction ainsi que sur le mécanisme de leur production ne pouvaient néanmoins avoir que la valeur d'hypothèses, quelque bien justifiées qu'elles fussent.

En donnant la preuve mathématique de la réalité de l'influence de la fonction sur la forme et sur la structure des éléments, nous faisons sortir cette supposition du cadre des

----

(1). S. O Jaekel. — Uber die Stammform der Wirbeltiere. — S. A. — Aus den Sitzungsberichten der Gesellschaft naturforschender Freunde zu Berlin, Jahrgang, 1896, no 7. — Jaekel montre dans ce travail que les extrémités se développent de trois façons différentes, sous forme de nageoires, de jambes ou d'ailes, suivant que les animaux vivent dans l'eau, sur le sol ou dans les airs, et il cherche à démontrer que ce ne sont pas les poissons mais les formes d'êtres primitifs qui rampent au fond de la mer qui doivent être considérés comme les ancêtres des tétrapodes. Ce n'est que plus tard, en s'élevant dans l'eau et sous l'influence de ce changement de fonctions que les jambes de ces formes primitives se sont transformées en nageoires.

(2) S. H. Spencer. — Die Principien der Biologie deutsch von Vetter, Stuttgart, 1876, I. S. 181. Il écrit : « Comme le progrès, dans toutes les phases de l'existence, consiste uniquement en une adaptation plus complète de l'individu aux phénomènes extérieurs et comme la complication de structure qui en résulte n'est que le moyen d'arriver à cette adaptation, il s'ensuit que, du commencement à la fin, la fonction est la cause déterminante de la structure. » — Et plus loin page 462 : « La modification d'une fonction entraîne nécessairement avec elle des modifications correspondantes d'autres fonctions et détermine ainsi des transformations toujours plus compliquées qui finissent par retentir sur toutes les parties de l'organisme. »

hypothèses pour la faire entrer dans le domaine des faits scientifiquement établis.

C'est cette preuve que je vais vous donner au moyen de mes projections.

La première des deux images que vous voyez ici est le radiogramme (1) d'une lame d'os sciée dans l'extrémité supérieure d'un fémur humain normal selon un plan frontal (fig. 1).

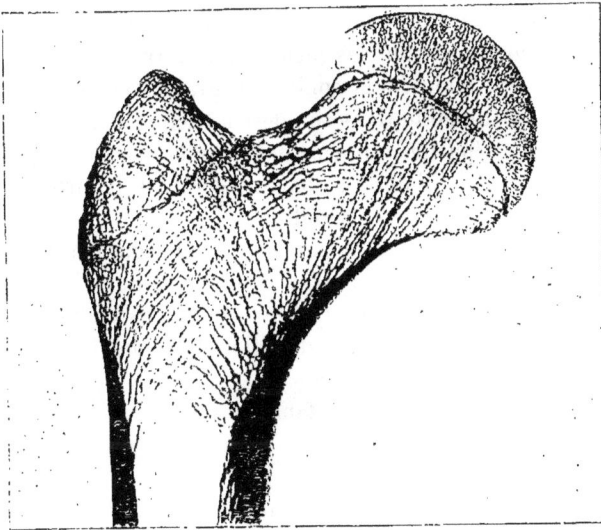

Fig. 1. — Radiogramme d'une coupe frontale de l'extrémité supérieure du fémur.

Les photographies Roentgen de coupes de ce genre sont, comme je l'ai démontré autre part, supérieures aux coupes elles-mêmes pour la démonstration. Elles ne représentent en effet qu'une seule couche de la structure de l'os et se com-

(1) Les figures 4, 6, 7, 10, 14, 16 et 17 sont également des reproductions de radiogrammes de coupe.

parent de ce fait beaucoup mieux avec les lignes statigraphiques des mathématiciens (1).

Ces radiogrammes projetés avec de forts grossissements montrent avec une clarté toute particulière les lignes de la lame osseuse.

La seconde image représente le dessin statigraphique exécuté par *Culmann* en 1867 et destiné à servir de point de comparaison avec la coupe frontale que nous venons de voir (fig. 2).

Ce dessin représente une travée courbe en forme de grue dont les contours sont les mêmes que ceux de l'extrémité supérieure du fémur, non compris le grand trochanter.

Culmann admettait dans son dessin l'action d'une charge de 30 kilog. répartie uniformément sur la partie comprise entre les points AB de la grue, c'est-à-dire à l'endroit correspondant à la cavité cotyloïde.

Les courbes ascendantes partant du côté concave du bas de la grue représentent, comme on le sait, la direction de la plus forte pression, tandis que les courbes ascendantes du côté convexe représentent la direction de la plus forte traction, la grue étant chargée.

La pression et la traction dans ces courbes ne sont point

---

(1) L'avantage des photographies Rœntgen des coupes sur les coupes elles-mêmes, repose sur le fait suivant. Quand on examine des coupes d'os on voit dans le tissu spongieux les trabécules et lamelles accessoires les plus déliées et les plus minces du même blanc que les trabécules et lamelles principales. Dans les radiogrammes des coupes au contraire, les trabécules principales se verront sous forme de lignes plus accentuées tandis que les trabécules accessoires disparaissent plus ou moins complètement. Beaucoup de régions compactes du tissu spongieux donneront donc dans les radiogrammes de leur coupe des images dont les détails d'architecture seront bien plus faciles à débrouiller que dans les coupes elles-mêmes. Même dans la substance corticale on distinguera souvent dans le radiogramme les travées qui le constituent tandis que ce détail échappe à l'œil sur la coupe elle-même. — J. Wolff, *Bemerkungen zur Demonstration von Rœntgenbildern der Knochen-Architektur* (*Berliner klin. Wochenschrift*, 1900, n° 18).

constantes ; elles diminuent au contraire d'un bout à l'autre

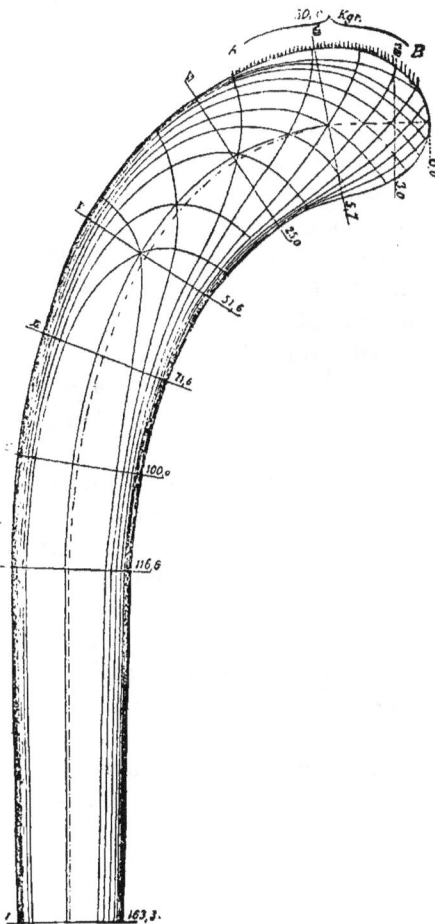

Fig. 2. — Schéma de Culmann. — Dessin statigraphique d'un tracé en
    forme de grue recourbée comme la partie supérieure du fémur et sup-
    portant un poids de 30 kg.

de la grue. Dans le cas particulier, elles représentent un
effort de pression et de traction de 163,3 kilog. à la périphé-

rie du segment inférieur de la grue au point I ; de 51,6 kilog. au point V, soit à peu près au milieu de la grue, de 3 au point VIII et de 0 à l'extrémité supérieure de la grue.

A la base de la grue où les courbes représentent les maximas des efforts de traction maximale et de pression maximale, ces lignes sont parallèles entre elles et à l'axe neutre de la grue ; au sommet, où elles représentent les minimas de pression et de traction, elles vont en divergeant. Elles coupent l'axe neutre de la grue sous un angle de 45°, tandis que partout où elles s'entrecroisent c'est à angle droit ; à leur point d'arrivée, à la surface de la grue, elles forment également un angle droit avec cette surface.

Ces courbes représentent en même temps les directions dans lesquelles les forces mises en jeu ne se contrarient en aucune façon.

Dans la pratique, ces lignes auront des directions très différentes, suivant la forme de la construction, la localisation et le poids de la charge que la construction est destinée à supporter. Quel que soit le but que l'on se propose d'atteindre, qu'il s'agisse de ponter un bras de mer, de construire une halle gigantesque ou une tour Eiffel, il faudra atteindre le maximum de force, en évitant toute oscillation, avec le minimum de matériel, soit par conséquent avec le minimum de frais.

Comparez maintenant les directions des lignes dans le schéma de la grue avec celles des travées du radiogramme du fémur, et vous verrez que quel que soit le point des deux figures que vous examiniez, toujours ces lignes se croisent à angle droit et circonscrivent des espaces carrés ou rectangulaires.

Les trabécules osseuses dans le bas du radiogramme du fémur sont parallèles entre elles et à l'axe neutre de l'os comme les lignes dans le schéma de la grue. Ces trabécules sont représentées ici par la substance corticale qui, comme l'a fort justement fait remarquer *Hermann von Meyer*, n'est autre chose que la condensation des trabécules de la substance spongieuse.

En haut, les trabécules divergent exactement comme les lignes du schéma de la grue ; elles se croisent partout perpendiculairement, elles forment avec la surface de la grue un angle droit et un angle de 45° avec l'axe neutre de la grue.

Enfin, dans les deux figures les deux groupes de courbes circonscrivent entre leurs points de départs un grand espace libre, une lacune qui, dans l'os, n'est autre que la cavité médullaire.

Il en résulte pour l'os les conditions suivantes : les trabécules ascendantes du côté interne du fémur sont des trabécules de pression, tandis que les trabécules ascendantes du côté externe sont des trabécules de traction. Ces deux faisceaux trabéculaires ont pour but de résister aux tensions de pression et de traction qui se produisent dans l'os quand il a une charge à supporter. Ces faisceaux préservent l'os des écrasements, ruptures et éclatements auxquels, sans eux, il serait exposé à tout propos.

La cavité médullaire de l'os est placée à l'endroit où les efforts de pression et de traction n'existent plus, mais où seules peuvent agir des forces se contrariant. S'il y avait là de la substance osseuse elle ne représenterait donc qu'un bagage inutile ou nuisible.

Abstraction faite de son architecture déterminée par d'autres fonctions secondaires, le fémur a donc pour suffire à sa fonction principale, qui est de supporter le poids du corps pendant la station debout et la marche, l'architecture d'une travée en forme de grue destinée à supporter une charge.

La structure architecturale de l'os réalise, telle qu'elle est, et cela, apparemment, avec une perfection que n'égalent pas les constructions des ingénieurs, la forme la plus appropriée à son but avec le minimum de matériel.

Une autre conclusion des plus importantes ressort de l'identité des deux figures : de même que la surface de la grue peut être considérée comme la ligne de réunion des points terminaux des différentes lignes de pression et de traction et n'est donc autre chose que la courbe ultime de tout le système, la surface de l'os doit être considérée comme la trabécule ultime et de délimitation de tout le réseau trabéculaire. En d'autres termes, de même que la surface de la grue n'est autre chose que la résultante des différentes lignes de pression et de traction, la surface de l'os, donc sa forme, n'est que la résultante de son architecture intérieure.

Si donc, comme nous venons de le démontrer, la disposition du réseau trabéculaire de la spongieuse sert à la fonction de l'os, en opposant la résistance la mieux appropriée aux tensions maxima de pression et de traction, la dernière trabécule, soit la travée de délimitation de tout le réseau, qui n'est autre chose que la forme extérieure de l'os, devra aussi servir à sa fonction. L'os a donc une *forme fonctionnelle.*

L'image suivante va vous donner une preuve mathématique excellente de la justesse de notre raisonnement sur la portée fonctionnelle de l'architecture et de la forme de l'os (fig. 3).

Si au lieu de faire une coupe frontale de la partie supérieure du fémur comme dans l'image précédente, nous faisons une coupe sagittale, c'est-à-dire dans la direction d'avant en arrière, et que cette coupe passe entre le côté de pression et le côté de traction on traversera la « zone neutre » du réseau trabéculaire de l'os, c'est-à-dire une couche où la traction et la pression s'équilibrent.

On ne verra sur cette coupe sagittale aucune des courbes de traction et de pression qu'on remarque dans les coupes frontales ; on ne verra qu'un treillis composé de mailles rectangulaires, limitées par des trabécules se croisant à angle droit, parallèles et perpendiculaires à l'axe de l'os.

Cette disposition dont j'ai fourni la démonstration est

d'accord avec la loi de *Culmann* (1) et correspond au postulat mathématique de la disposition des trabécules dans
une zone neutre en équilibre de traction et de pression.

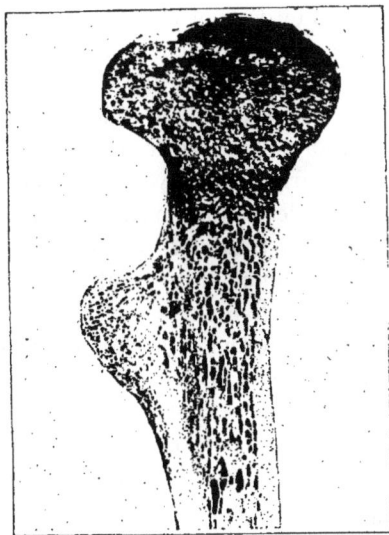

Fig. 3. — Coupe sagittale dans la zone neutre de
la partie supérieure du fémur.

Je reviendrai sur la portée de l'architecture de cette zone
neutre en parlant des formes osseuses pathologiques.

Nous croyons avoir démontré d'une manière irréfutable
que la forme de l'os résulte de sa structure qui elle-même
dépend de sa fonction ; mais ici comme dans toutes les
sciences d'observation, la seule preuve mathématique ne
suffit pas et n'a de valeur que si la recherche anatomique
donne des résultats concordant avec la déduction mathématique.

(1) Julius Wolff, *Das Gesetz der Transformation der Knochen*,
Berlin, 1892, p. 24.

A la preuve mathématique il me reste donc à ajouter la preuve anatomique de la forme fonctionnelle de l'os.

Tout d'abord, il ne me sera possible de fournir cette preuve anatomique directe que pour les formes osseuses pathologiques, ensuite de quoi et indirectement nous pourrons conclure tout aussi sûrement pour les formes osseuses normales.

Il est évident après ce que nous venons de dire qu'un os déformé, chargé anormalement soit comme poids, soit comme localisation de la charge, ne trouvera plus, dans son réseau trabéculaire normal, les conditions de soutien adaptées à sa nouvelle fonction. Les trabécules de cet os ne seront plus capables de résister comme auparavant à la pression et à la traction maxima de la charge.

Les changements de forme et de charge modifieront complètement les forces mises en jeu dans les conditions normales et les amèneront à se contrarier. Dans les os déformés, les lignes de pression et de traction maximales aboutiront souvent soit dans les lacunes comprises entre les trabécules primitives, soit dans la cavité médullaire où auparavant toute substance osseuse eût été superflue. L'os déformé aurait à subir sous l'influence de causes minimes des lésions de compression, de rupture, etc. L'os déformé ne pourra reprendre sa fonction que quand les trabécules devenues inutiles pour ces nouvelles conditions statiques auront été remplacées par un nouveau réseau trabéculaire répondant par son architecture à la forme et aux fonctions statiques nouvelles.

De plus une forme extérieure nouvelle de l'os devra correspondre à l'architecture intérieure nouvelle.

Je vais par mes projections vous démontrer cette « loi de la transformation des os » qui veut que, comme conséquence de tout trouble primaire de la forme et de la fonction statique de l'os, et d'accord avec les déductions mathématiques, il se produise des modifications secondaires de son architecture et de sa forme.

Vous voyez tout d'abord l'image d'une fracture du col du fémur guérie avec déplacement (fig. 4) ; le trait de fracture

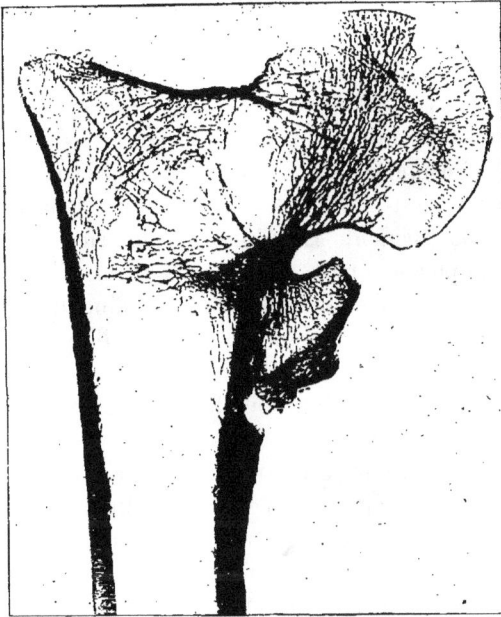

Fig. 4. — Fracture du col du fémur guérie avec déplacement. — Bourrelet de soutènement dans l'arc d'Adam.

correspond à l'insertion du col du fémur avec les trochanters. La substance corticale de la face interne du fragment supérieur a pénétré dans la substance spongieuse du fragment inférieur. La déformation primaire causée par cette fracture entraîne un trouble de fonction statique définitif de tout l'os résultant surtout de ce que la tête fémorale se trouve abaissée au niveau de la pointe du trochanter.

Des modifications secondaires de la forme se sont produites au cours de la guérison et en se combinant avec la déformation primaire donnent à l'os sa forme actuelle.

Les irrégularités superficielles au niveau de la fracture se sont égalisées, la lacune triangulaire qui doit avoir existé entre le fragment supérieur et le fragment inférieur est complètement remplie. Les extrémités fracturées se sont si bien adaptées l'une à l'autre que le trait de la fracture n'est plus du tout reconnaissable.

Toute l'extrémité supérieure du fémur a repris une forme régulière rappelant aussi celle d'une grue mais d'aspect très différent. En même temps il s'est formé à la partie la plus faible de l'os c'est-à-dire à l'arc d'Adam, un vigoureux bourrelet de soutènement. L'architecture intérieure de cet os diffère complètement de celle de l'os normal et représente un système de trajectoires, ayant leurs points de départ sur le bourrelet de soutènement néoformé. Nulle part on ne retrouve une trace quelconque de la solution de continuité, nulle part trace de dislocation des trabécules bien qu'elle ait dû exister immédiatement après la fracture. Toutes les trabécules au contraire se croisent de nouveau à angle droit, il y a une unité complète dans leur direction. Elles partent du bourrelet de soutènement pour aboutir perpendiculairement à la surface de l'os.

Il s'est formé de la substance corticale épaisse là où le fragment supérieur repose sur le bourrelet de soutènement et partant de ce point, les trabécules rayonnent en gerbe dans toutes les directions, dans la tête, dans le col, dans le trochanter et dans le bourrelet de soutènement lui-même.

Tandis qu'autrefois on considérait ce bourrelet de soutènement comme le reste d'une hyperproduction de cal, nous voyons maintenant de reste que c'est une production fonctionnelle.

Remarquons enfin qu'au milieu de la substance spongieuse néoformée, dans le col fémoral, au-dessus du bourrelet de soutènement il s'est formé une petite cavité médullaire qui n'existe pas dans les conditions normales.

Dans cette seconde fracture du col fémoral dont vous
voyez ici un radiogramme (fig. 5) on constatera des con-

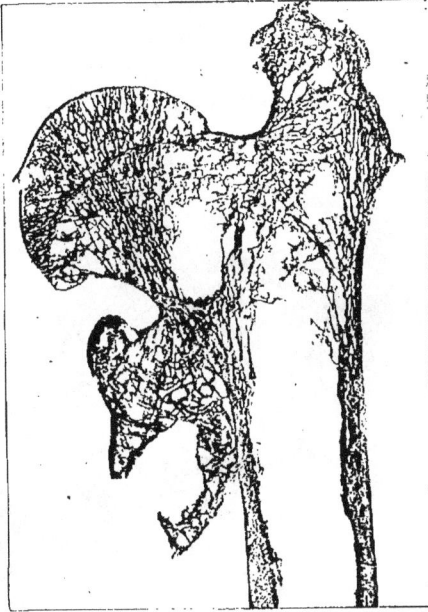

Fig. 5. — Fracture du col du fémur avec fort déplacement. — Bourrelet
de soutènement, cavité médullaire dans le tissu spongieux de néoformation.

ditions analogues. La tête fémorale a glissé plus bas encore
que dans la fracture précédente. Vous voyez encore ici les
trabécules rayonnant dans la tête du fémur, le trochanter et
le bourrelet de soutènement. Ces trabécules ont leur point
de départ à l'endroit où la substance corticale du fragment
supérieur repose sur le bourrelet de soutènement. Vous
voyez aussi la nouvelle cavité médullaire au milieu de la
substance spongieuse du col, ainsi que le réseau de trajectoires se croisant à angle droit et ne laissant plus voir aucune trace du trait de fracture.

Dans l'image qui suit (fig. 6) nous voyons une troisième fracture du col fémoral ; on retrouvera de nouveau la forme de grue très bien dessinée. Elle diffère des deux précédentes en ce que ici le col du fémur apparaît moins raccourci. En dessous et en dehors de la pointe du trochanter il y a eu néoformation d'une excroissance osseuse semblable au trochanter. Le trajet des trabécules se fait là aussi sans solu-

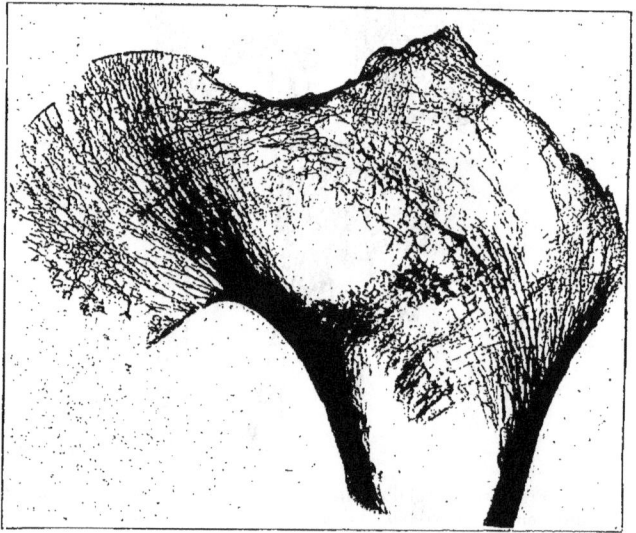

Fig. 6. — Fracture du col du fémur. L'os décrit une courbe très forte. Le réseau des trajectoires néoformées est très bien développé.

tion de continuité depuis le fragment inférieur dans le fragment supérieur. Le réseau de trabécules qui rayonne à partir de l'arc d'Adam, et la nouvelle cavité médullaire dans le col fémoral sont aussi très visibles dans cette préparation (1). Le bourrelet de soutènement manque sur cette image mais

(1) J. Wolff, *Das Geselz der Transformation*, etc., p. 44, taf. IV (fig. 28).

il existe en réalité bien que cette coupe ne l'ait pas
atteint.

Dans ces trois cas de fractures du col, la nouvelle forme
en grue résulte d'une combinaison de la déformation primaire et de la transformation secondaire de la forme de l'os.

Néanmoins dans ces trois cas, il y a une harmonie absolue entre l'architecture intérieure et la forme en grue néoformées.

Je vous montre maintenant l'image d'une fracture du

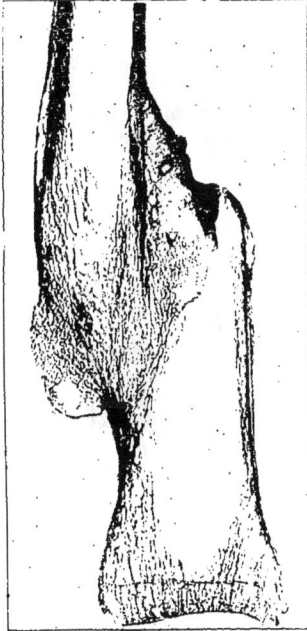

Fig. 7. — Fracture du tibia avec déplacement suivant l'épaisseur et la longueur. — Architecture fonctionnelle du tissu spongieux néoformé.

tibia, guérie avec fort déplacement suivant l'épaisseur et la
longueur (fig. 7).

La cavité médullaire qui autrefois correspondait au point
où les forces se contrarient, a disparu et a été remplacée
par du tissu spongieux de néoformation dont la structure
a une architecture fonctionnelle bien motivée.

Nous remarquons encore des modifications de forme et
d'architecture bien loin de la partie fracturée, par exemple
à l'extrémité inférieure de l'os où le tissu spongieux, du
côté du fragment déplacé, monte beaucoup plus haut que
du côté opposé.

L'image suivante représente une fracture des deux os de

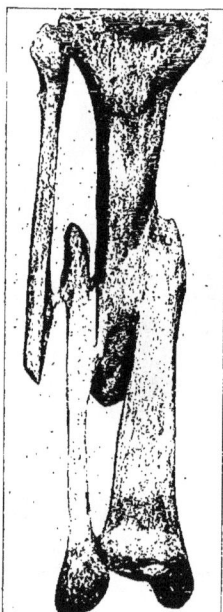

Fig. 8. — Fracture des deux os de la jambe. — Ponts osseux statiques
réunissant les fragments du péroné entre eux et au tibia.

la jambe (fig. 8). Les extrémités fracturées du péroné sont
si écartées l'une de l'autre, qu'il n'a pas pu se former de

cal entre elles. Par compensation et pour rétablir la fonction de l'os, la nature a établi en trois points des ponts osseux qui réunissent les fragments du péroné entre eux et au tibia (1).

Comparez enfin dans cette image le volume normal du péroné avec le volume 4 à 5 fois supérieur du tibia et vous aurez une idée de l'importance réciproque de ces deux os à l'état normal. Ces dimensions réciproques sont bien différentes dans l'image suivante (fig. 9), qui représente une intéressante pseudarthrose du tibia. Il n'y a pas eu de consolidation des fragments, ils sont restés mobiles l'un sur l'autre de telle façon que la fonction du tibia est complètement annulée.

Malgré cela la fonction de l'extrémité s'est rétablie par le fait que l'os adjacent, le péroné, s'est hypertrophié jusqu'à atteindre 4 à 5 fois son volume normal, il s'est de plus allongé à son extrémité supérieure jusqu'à toucher la surface articulaire de l'extrémité inférieure du fémur. Le péroné est maintenant plus épais que le tibia qui s'est atrophié. La forme du péroné est complètement nouvelle et, comme on peut le voir dans les parties où l'os a été scié, une architecture intérieure nouvelle s'est adaptée à sa forme nouvelle. Architecture et forme correspondent maintenant à la fonction nouvelle de cet os, destiné dorénavant à suppléer le tibia (2). Il résulte de ces exemples de fractures guéries

(1) J'ai donné dans mon ouvrage « Gesetz der Transformation der Knochen » p. 47, taf. VI (fig. 37) la description de la préparation d'une fracture très curieuse du fémur. Il s'était produit un pont entre les deux fragments ; le fragment supérieur formant avec le fragment inférieur un déplacement angulaire considérable.

(2) Cette préparation de pseudarthrose du tibia se trouve dans la collection du prof. Roux et a été décrite par lui dans son ouvrage : « Der Kampf der Theile im Organismus », Leipzig, 1881, p. 14-15.

J'ai repris l'étude de cette pièce dans mon travail « Das Gesetz der Transformation der Knochen », p. 51 ; (Fig. 49), Taf. VII.

Roux étudie à nouveau cette pseudarthrose dans son travail « Ueber die Dicke der statischen Elementartheile und die Maschenweite der sub-

avec dislocation comme aussi d'autres exemples d'os défor-

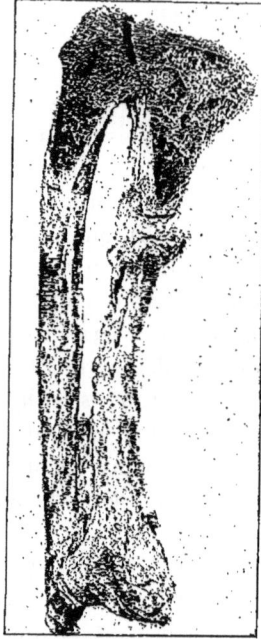

Fig. 9. — Pseudarthrose du tibia. — Hypertrophie fonctionnelle
compensatrice du péroné.

més par des causes diverses que dans les conditions patho-

stantia spongiosa der Knochen » (*Hoffa's Zeitschrifft für orthopaedische Chirurgie*, Bd 1896, p. 293).

    Dans ce travail Roux attire l'attention sur la « *Activitätshypertrophie* » de la substance spongieuse soit dans le péroné, soit dans la partie adjacente de la tête du tibia. Les modifications constatées au péroné prouvent que « avec l'augmentation de la pression, il peut se produire une augmentation de la surface sur laquelle se fait la pression ». Cette surface de pression « a réglé la structure statique de la partie spongieuse et l'a adaptée aux conditions fonctionnelles nouvelles, en formant soit dans la substance spongieuse ancienne, soit dans la substance néoformée, un réseau trabéculaire dont les mailles répondent, soit par leur épaisseur, soit par leur dimension, au type normal ».

logiques, l'architecture intérieure modifiée se trouvera en harmonie complète avec la forme de l'os modifiée, elle aussi. Là encore la structure résulte de la forme et la forme de la structure. Nous avons vu de même que les modifications primaires de la forme et les troubles de fonction qui en dépendent occasionnent dans tous les cas semblables des transformations de l'architecture de l'os et des transformations secondaires de sa forme, toujours analogues.

Il s'ensuit que dans les conditions pathologiques on ne retrouve, à la surface de l'os, rien d'étranger à sa fonction. Ceci donne la preuve anatomique exigée que la forme des os modifiés pathologiquement est une forme fonctionnelle. Indirectement se trouve aussi donnée la preuve anatomique de la forme fonctionnelle de l'os normal. Si, comme il a été démontré, la plus petite modification pathologique de la fonction normale produit un changement de forme, nous avons la preuve anatomique que la forme normale de l'os est la seule possible pour la fonction normale. La forme de l'os normal de même que celle de l'os déformé ont donc une raison fonctionnelle.

Avant d'en finir avec les fractures, je tiens à attirer l'attention sur la transformation complète de la doctrine de leur guérison, qui résulte des recherches mentionnées ci-dessus.

On a cru jusqu'ici que dans la guérison de toute fracture le travail actif de la nature était épuisé avec les phénomènes qui se produisent à l'emplacement même de la fracture, c'est-à-dire avec la consolidation des fragments au moyen du cal, la « résorption consécutive du cal intérieur » et le rétablissement de la cavité médullaire entre les extrémités fracturées. Ce rétablissement de la cavité médullaire devait avoir sa raison dans la tendance attribuée à la nature, de rendre à l'os sa forme primitive.

Nos considérations au contraire nous montrent que la nature ne se contente point du tout d'un travail aussi insuffisant que celui qu'on lui a attribué depuis *Galien* jusqu'à nos jours (1).

Nous voyons au contraire que la guérison de toutes les fractures s'accomplit au moyen de deux processus parfaitement distincts que le déplacement soit consisérable ou non. Le premier est le *processus de soudure* (2), qui seul jusqu'à présent a été l'objet de recherches anatomopathologiques et expérimentales; le second, dont l'essence et la portée ont été méconnues jusqu'à présent, est le *processus de transformation*.

Le processus de soudure détermine la formation d'un produit passager, le cal, et n'a qu'une importance secondaire comparé au processus de transformation. Il peut même, comme l'ont montré nos projections, faire complètement défaut. Nous avons vu en effet que si le déplacement suivant

---

(1) Le travail attribué autrefois à la nature, pour arriver à la guérison d'une fracture osseuse, est absolument insuffisant, si l'on tient compte des exigences mécaniques si compliquées et si diverses que la fonction réclame de l'os.

Ce travail ne suffirait pas même à consolider une colonne cassée quelconque ou tout autre produit de la main de l'homme. Supposons une colonne cassée par le milieu, si on veut l'employer de nouveau à supporter sa charge il faudra non pas seulement réunir solidement les deux fragments, mais il faudra, avant tout, les adapter exactement dans l'axe vertical. Si pour une raison ou une autre cette adaptation n'était pas possible, il y aurait lieu de consolider par des soutiens latéraux cette colonne dont l'axe forme désormais un angle. Dans le cas d'une fracture dont les fragments présentent un déplacement angulaire qui n'a pas été réduit ou qui n'a pas pu l'être, il faudra à plus forte raison que la nature établisse des contre-forts pour soutenir l'os désormais courbé. Or nous venons de prouver par nos démonstrations qu'en effet la nature établit des soutiens non seulement à la surface, mais aussi, au moyen de la transformation de l'architecture, dans l'intérieur de l'os courbé (J. Wolff, *Das Gesetz der Transformation der Knochen*, p. 107-120.

(2) L'auteur, dans le texte original, emploie le mot de *Verkittungs-process*, voulant éviter celui de *Consolidation* par lequel on désigne tout le processus de guérison, soit en français, soit en allemand ; j'ai traduit le mot de Verkittung par *soudure*, terme employé déjà par Jean-Louis Petit.

l'épaisseur est considérable, la soudure des deux extrémités peut être remplacée par la formation de ponts osseux et que là où la soudure ne se produit pas en suite d'un état général défectueux, comme par exemple dans le cas de la pseudarthrose du tibia démontrée, l'os voisin peut en s'hypertrophiant, et par compensation, usurper la fonction de l'os brisé.

Le processus de transformation, au contraire, quelque insignifiant que soit le déplacement, a son siège non seulement à l'endroit de la fracture mais dans toute la longueur de l'os et même dans les autres os de l'extrémité fracturée. Il rétablit les fonctions dans toute l'étendue de l'os cassé et les parties du corps correspondantes · Le processus de transformation provoque sous l'influence de l'excitation trophique de la fonction et au service de cette fonction une structure et une forme nouvelles et définitives de l'os. La nature ne revient donc, en aucun cas, autant que possible, à la forme primitive, mais autant que possible à la fonction primitive, et pour atteindre ce but elle produira des formes différentes des formes primitives, mais adaptées aux conditions statiques modifiées.

Ainsi se trouve anéantie l'ancienne doctrine absolument erronée d'après laquelle la cavité médullaire doit toujours se rétablir entre les fragments, doctrine en contradiction absolue, aussi bien avec le postulat mathématique, qu'avec les faits.

Les projections suivantes d'ankyloses, de déviations rachitiques et de difformités au sens propre du mot, montreront, de même que les images de fractures, que l'architecture anormale et la forme anormale de l'os, en parfaite harmonie entre elles, dépendent uniquement de la fonction anormale.

Vous voyez tout d'abord une ankylose à angle droit de l'articulation coxo-fémorale (fig. 10). La coupe est horizon-

tale et comprend le fémur et le bassin. — La tête fémorale
a été complètement détruite par la suppuration, le col a
presque complètement disparu. La coupe passe à gauche en

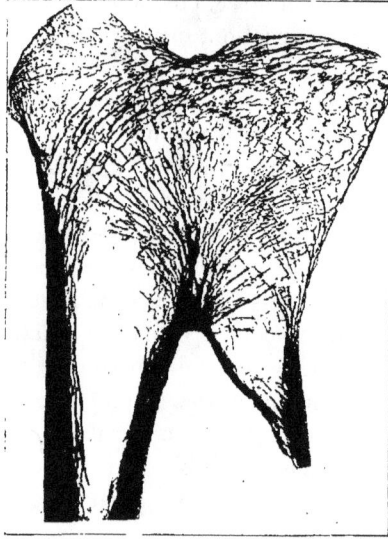

Fig. 10. — Ankylose à angle droit de l'articulation coxo-fémorale.
Coupe horizontale montrant le système de trajectoires néoformées.

haut par le grand trochanter, à droite en haut par l'iléum
et à droite en bas par la branche horizontale de l'os pubis.
— Un superbe système de trajectoires néoformé se voit sur
cette coupe et comprend : Premièrement une gerbe de trabécules de pression qui, ayant leur point de départ sur la
selle formée par le col fémoral et l'os pubis ankylosés,
monte en rayonnant dans toutes les directions ; seconde-
ment un système de trabécules de traction arquées, avec
convexité dirigée en haut, qui traversent la coupe du
côté interne au côté externe. Les trabécules de traction en
arcs de cercle coupent partout perpendiculairement les
rayons du faisceau des trabécules de pression.

Il saute aux yeux que la forme nouvelle de l'os qui diffère absolument de la forme normale se trouve en harmonie
parfaite avec le nouveau système des trajectoires.

Nous retrouvons des conditions analogues dans l'image
suivante d'une ankylose à angle obtus de l'articulation coxo-
fémorale (fig. 11). La suppuration qui a déterminé l'ankylose

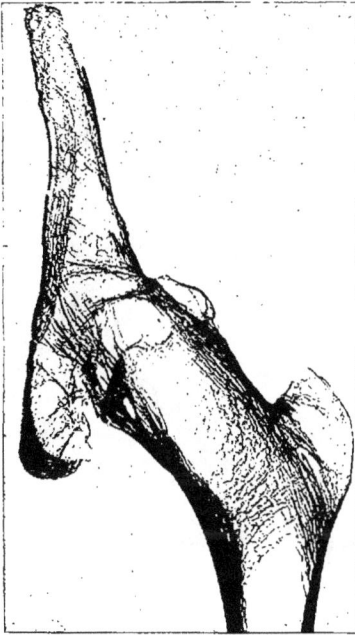

Fig. 11. — Ankylose de l'articulation coxo-fémorale. — L'architecture intérieure du fémur est différente de la normale et est déterminée par la
fonction.

n'a produit que des destructions superficielles de la tête fémorale et de la cavité cotyloïde. La forme nouvelle de l'os
comparée à sa forme primitive n'a pas subi une déformation
aussi importante que dans la préparation précédemment démontrée. L'unité entre l'architecture intérieure de l'os et sa
forme sont parfaites.

L'image suivante représente une coupe sagittale d'une ankylose de l'articulation tibiotarsienne ; le tibia, l'astragale et le calcanéum sont fondus en un os unique. L'archi-

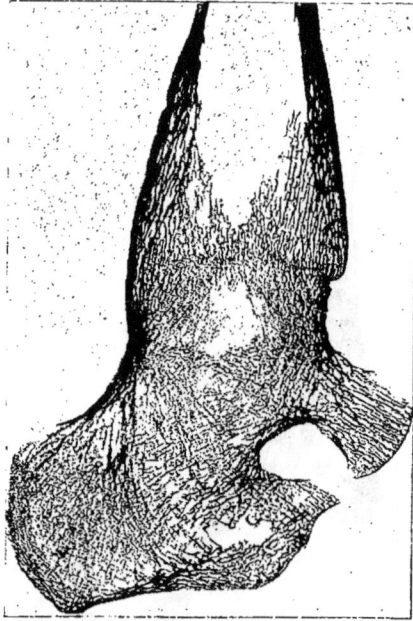

FIG. 12. — Ankylose de l'articulation tibio-tarso-calcanéenne. — Architecture nouvelle.

tecture intérieure de cet os s'est transformée et adaptée à la forme nouvelle. On remarquera la petite cavité médullaire qui s'est formée là où auparavant se trouvait l'articulation tibio-astragalienne.

Pour avoir une idée exacte de l'importance des transformations qui ont dû s'opérer dans la forme et dans l'architecture de cet os il n'y a qu'à prendre comme point de

comparaison une coupe sagittale d'un calcanéum normal
(fig. 13).

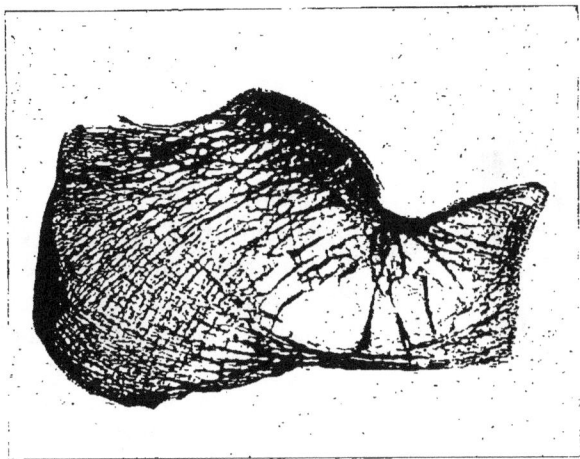

Fig. 13. — Calcaneum normal. — Architecture normale à comparer
avec celle de la préparation représentée dans la fig. 12.

J'aborde le sujet des courbures rachitiques.

Vous voyez tout d'abord l'image d'une coupe à travers le
fémur d'un adulte. Cet os présente une courbure rachitique
datant de l'enfance (fig. 14). La cavité médullaire, comme
l'ont déjà décrit d'autres auteurs, en particulier *Virchow*,
se trouve réduite à un espace étroit situé le long de la face
convexe. Le reste de l'ancienne cavité est rempli comme
dans les fractures consolidées avec déplacement angulaire,
par de la substance spongieuse de formation nouvelle et définitive. Cette substance spongieuse comprend d'une part
un réseau de trabécules de traction arquées, parallèles entre
elles et d'autre part des trabécules de pression rayonnant
de la face concave à la face convexe. La substance corticale
est épaissie à la face concave, amincie à la face convexe.

Ce qui reste de la cavité médullaire en dessus et en dessous de la substance spongieuse de nouvelle formation représente deux espaces triangulaires.

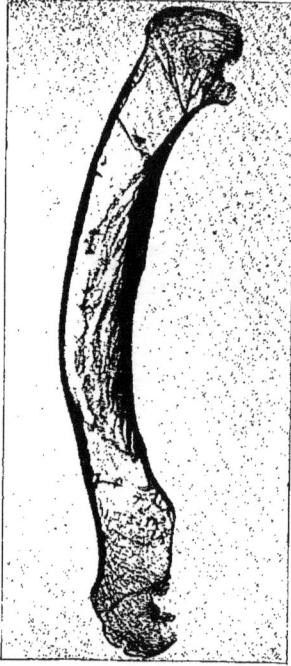

Fig. 14. — Architecture du fémur rachitique.

L'image suivante (fig. 15) nous montre l'architecture de la zone neutre du réseau trabéculaire de la substance spongieuse remplissant la cavité médullaire d'un tibia à courbure rachitique. La coupe passe par le milieu de l'os entre la face convexe et la face concave. On voit ici comme dans la préparation de la zone neutre du fémur normal, un treillis formé de trabécules dont les unes sont parallèles, les autres perpendiculaires à l'axe de l'os. J'attache une importance toute particulière à cette préparation. Dans ces conditions absolument nouvelles, et n'existant pas normalement on trouve dans la zone neutre d'un os à courbure rachitique, une analogie parfaitement mathématique avec la zone neutre correspondante d'un fémur normal, c'est-à-dire une structure analogue de cette zone, où l'on retrouve l'expression de sa neutralité dans l'équilibre complet qui existe entre les trabécules de pression et de traction. C'est cette analogie absolument mathématique qui, dans les deux cas, ici dans des conditions normales, là dans des conditions nouvelles, détermine la même architecture osseuse.

Il est impossible de trouver une preuve plus concluante du fait admirable que ce sont les lois mathématiques telles

que nous les enseigne la statique graphique qui régissent
les formations organiques.

Nos considérations mathématiques
nous amènent aussi à une transformation de la doctrine admise jusqu'ici pour le rachitisme. Dans le
rachitisme comme dans les fractures
il y a deux processus dont les effets
ont à tort été confondus jusqu'à
présent : d'abord le *travail de ra-*
mollissement et ensuite le *travail de*
transformation. Ce dernier ajoute à
la courbure mécanique résultant du
ramollissement primaire de l'os des
transformations secondaires de l'architecture et de la forme de l'os adaptées au rétablissement de sa fonction.

Mes dernières démonstrations se
rapportent aux déformations chirurgicales, au sens étroit du mot. Vous
voyez ici l'image d'une coupe frontale
du tibia dans un genu valgum ou
« Baeckerbein » (fig. 16).

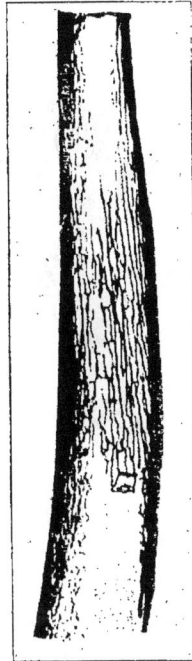

Fig. 15. — Coupe dans
la zone neutre d'un ti-
bia rachitique.

La nouvelle forme du tibia est caractérisée dans cette dé-
formité par une concavité anormale de la paroi externe, et
une forte convexité de la paroi interne, ainsi que par une
modification de l'angle formé par les parois latérales de l'os
avec sa face articulaire supérieure. Ici de nouveau, harmonie
parfaite entre la forme nouvelle et le nouveau système des
trajectoires formé par les trabécules du tissu spongieux. Il
a fallu des transformations profondes pour arriver à pro-
duire ce nouveau système. Ce qui frappe entre autres c'est
le changement de direction des trabécules de la paroi externe

de l'os. Dans l'os normal elles forment des courbes dont la

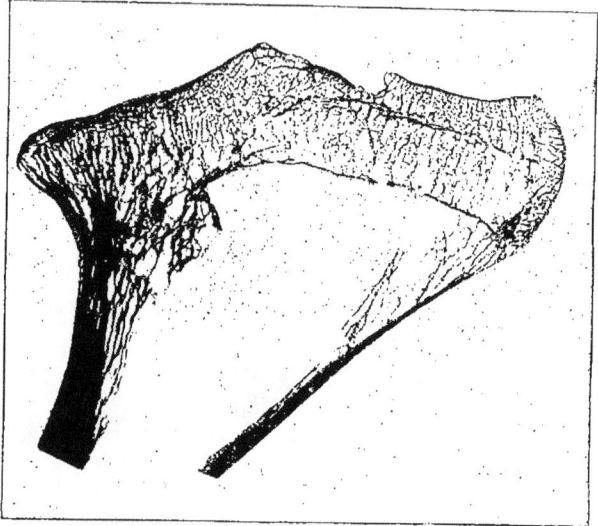

Fig. 16. — Tête du tibia d'un genu valgum.

concavité regarde la ligne médiane ; dans l'os rachitique au contraire, cette même courbe est devenue convexe.

Malgré cette transformation si complète, les trabécules du côté externe se croisent à angle droit avec les trabécules du côté interne. La cavité médullaire est déplacée du côté interne.

Du côté externe, celui de la plus grande pression, la substance corticale est épaissie, le tissu spongieux est plus compact. Du côté opposé, interne, celui de la moindre résistance, la substance corticale est amincie et la substance spongieuse raréfiée. Tous ces détails se reconnaîtront facilement si l'on compare la coupe du « tibia valga » avec une coupe frontale de l'extrémité supérieure du tibia normal.

Enfin je vous projette des radiogrammes d'os affectés

de difformités diverses et traités par le redressement forcé

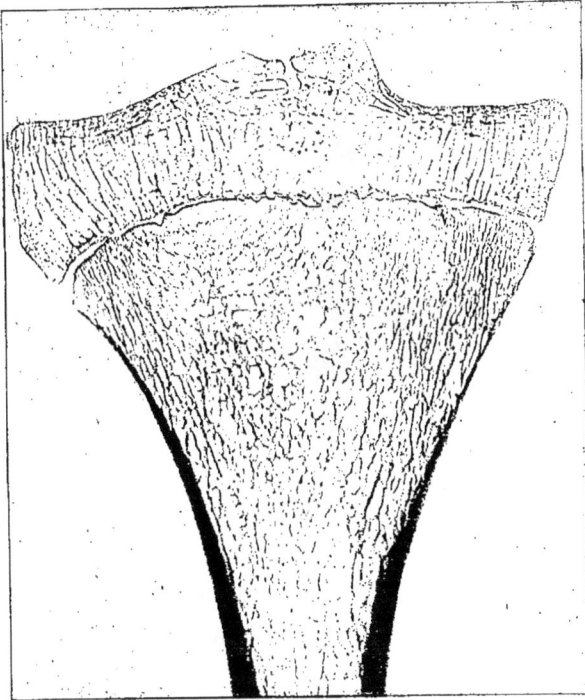

Fig. 17. — Tête du tibia normal.

sans opération. Il a été pris des épreuves avant le traitement et longtemps après.

Vous voyez d'abord sur la figure de gauche (fig. 18) le
genou d'une fillette de 5 ans et demi affectée d'un genu
valgum très prononcé. Vous reconnaîtrez avec une netteté
étonnante sur l'image de ce tibia photographié sur le vivant
les conditions que nous venons de décrire au sujet de la
coupe du tibia valga : la déformation de l'angle formé par
les parois latérales du tibia avec sa face articulaire, la forte
convexité de la paroi interne, la concavité de la paroi ex-

terne, la situation excentrique de la cavité médullaire déplacée du côté convexe, ainsi que l'épaississement de la couche corticale et du tissu spongieux de la paroi externe.

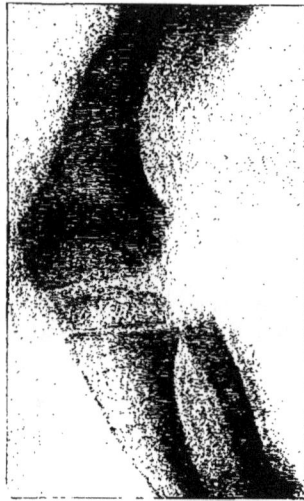

Fig. 18. — Radiogramme d'un genu valgum chez une fillette
de 5 ans 1/2 pris sur le vivant.

Des modifications analogues à celles du tibia se retrouvent
dans la substance corticale, le tissu spongieux et la cavité
médullaire de l'extrémité inférieure du « femur valgum »
de la même figure.

La figure de droite (fig. 19) représente le genou du même
enfant 5 mois plus tard, après redressement. L'angle formé
par les parois latérales du fémur et du tibia avec les extrémités articulaires est redevenu normal. La légère concavité
normale du fémur et du tibia au niveau de la région épiphy-
saire est rétablie de chaque côté, la cavité médullaire a perdu
sa situation excentrique ; la substance des deux côtés de l'os,
soit la substance corticale, soit le tissu spongieux, ont repris
une densité égale, comme cela se voit dans l'os normal. Ces

deux images nous montrent en même temps combien peut
être utile le procédé de Rœntgen pour des démonstrations

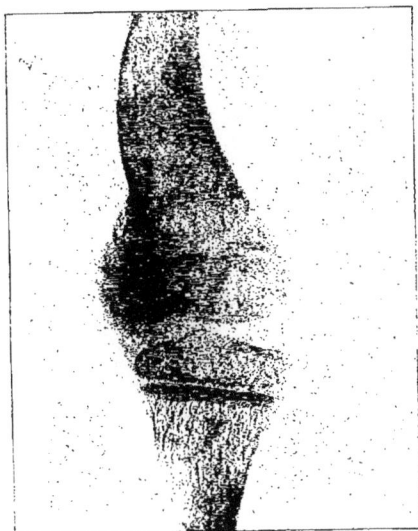

Fig. 19. — Le même genou 3 mois plus tard après redressement.

de ce genre sur le vivant. On reconnaît sur le radiogramme non seulement la forme extérieure de l'os mais
aussi sa structure intérieure ; on distingue facilement les
rapports d'épaisseur des parois osseuses, les limites de la
cavité médullaire, ainsi qu'une foule de détails du réseau
trabéculaire du tissu spongieux constituant l'architecture
intérieure de l'os.

Dans le radiogramme suivant (fig. 20), vous avez sous
les yeux, vu du côté externe, un pied-bot congénital chez
une femme de 19 ans avant tout traitement ; la difformité est considérable. Comme point de comparaison un
pied normal vu du même côté. Je renonce à décrire dans
ses détails toutes les modifications de formes des différents

os du tarse et du métatarse d'un pied-bot, un essai de ce
genre se heurterait, du reste, à de grandes difficultés; il me

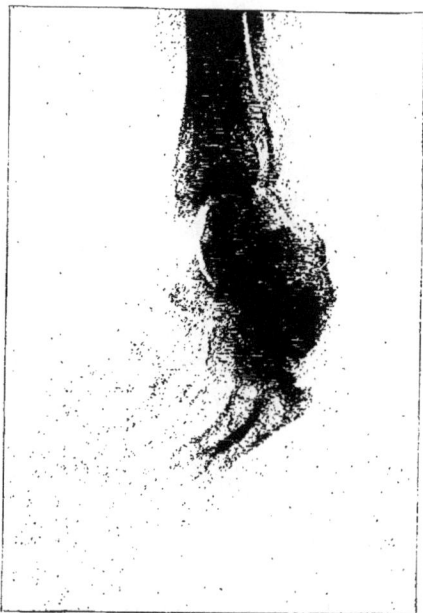

Fɪɢ. 20. — Radiogramme d'un pied bot congénital.

suffira donc de faire remarquer que sur l'image de ce pied-
bot c'est à peine si on reconnaîtra les os du tarse, tellement
ils diffèrent de ceux d'un pied normal.

Vous voyez maintenant sur la dernière de mes images
(fig. 22) le même pied-bot neuf mois plus tard après un redressement forcé sans opération, c'est-à-dire par un procédé
qui n'a pour but que de changer les conditions statiques et
qui en changeant la fonction a complètement fait disparaître
la difformité. La comparaison avec le pied normal (fig. 21)
montre que le calcanéum, l'astragale, le scaphoïde, les

cunéiformes et les métatarsiens ont repris des contours
presque normaux.

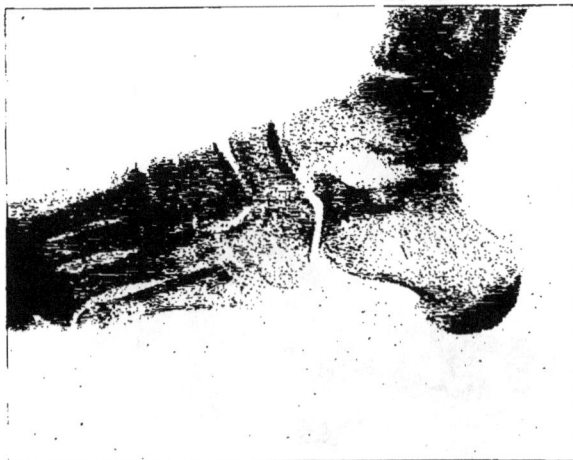

Fig. 21. — Radiogramme d'un pied normal.

La doctrine qui a eu cours jusqu'ici sur les difformités
chirurgicales au sens étroit du mot (pied-bot, genu valgum,
scoliose, etc.), n'est pas moins erronée que celles qui se
rapportent aux fractures et au rachitisme. Mais cette doctrine erronée a eu des conséquences bien plus fâcheuses
pour les difformités chirurgicales, puisqu'elle a servi de
base au traitement. On a admis jusqu'à présent que ces difformités étaient la conséquence de processus pathologiques
dans l'os du membre déformé ; on a admis en particulier
une atrophie osseuse à la partie concave de l'os courbé.

J'ai pu vous démontrer que soit dans le genu valgum,
soit dans le rachitisme du côté concave de l'os courbé, c'est-
à-dire du côté de la plus grande résistance, on était loin de
trouver une atrophie, mais au contraire, et ceci vous paraîtra

maintenant parfaitement naturel, une hypertrophie osseuse motivée par la surcharge que l'os doit supporter (1).

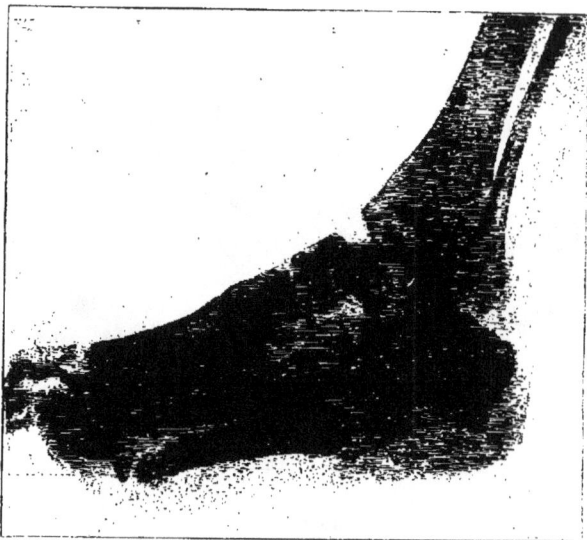

Fig. 22. — Radiogramme du pied fig. 20 neuf mois après le redressement.

En effet, les difformités ne sont pas la conséquence d'atrophies ou d'hypertrophies pathologiques, elles ne résultent pas de processus pathologiques, en général, mais sont uniquement la conséquence de processus morphologiques fonctionnels.

Il n'y a de maladif dans les difformités que la mise en jeu et la fonction défectueuse de tout le membre déformé.

(1) Voir ma démonstration de l'inexactitude de la « *Drucktheorie* » c'est-à-dire de la théorie de la raréfaction osseuse par augmentation de pression et de l'hypertrophie osseuse par diminution de pression (*Archiv für klinische Chirurgie*, Bd 42, Heft 2, 1890 et Bd 53, Heft 4, 1896. *Virchow's Archiv*, Bd 155, 1899, p. 264 et suivantes et *Gesetz der Transformation der Knochen*, p. 85 et suiv.

La forme anormale de l'os n'est ici, de nouveau, qu'une forme fonctionnelle, forme qui est la plus appropriée pour la fonction défectueuse. Il en est ici de même que pour les affections déjà décrites fractures, ankyloses, rachitisme, dans lesquels la forme n'est autre que la résultante de la déformation primaire et de la transformation morphologique secondaire.

A l'état normal, les os fournissent le maximum possible de travail avec le minimum de matériel, grâce à leur forme et à leur structure normales. Il en est de même pour les os dans les membres difformes où leur forme et leur structure est en harmonie complète avec les conditions fonctionnelles anormales.

Dans les difformités d'un membre, l'appropriation au but ne se rapporte, à vrai dire, qu'à sa fonction spéciale ; et c'est l'excitation trophique de cette fonction qui a produit l'adaptation de la forme à l'usage du membre. Il va sans dire que ces difformités, comme telles, sont nuisibles soit en s'opposant au fonctionnement normal des organes internes, soit en limitant la liberté des mouvements des membres. Mais précisément cette réunion d'effets utiles d'un côté et nuisibles de l'autre, qu'on observe dans les difformités, montre combien les lois de formation qui régissent l'organisme s'opposent à toute explication téléologique des lois de la nature.

L'inexactitude de la doctrine admise jusqu'ici pour expliquer, dans les difformités, la production et la signification des formes osseuses anormales, a donné lieu, comme nous l'avons déjà vu, à un principe de traitement absolument erroné.

Jusqu'ici, dans le traitement de ces difformités, on s'appliquait uniquement à modifier la forme anormale par une action directe, telle que la compression, la décompression ou l'excision d'une partie de l'os.

Nous savons maintenant que nous devons, au contraire, nous appliquer à obtenir les modifications désirables des conditions statiques et de la fonction de tout le membre renfermant l'os difforme.

Dans la grande majorité des cas de difformités, on pourra, soit chez l'adulte, soit dans la période de croissance, amener artificiellement dans les conditions statiques du membre déformé une modification appropriée qui entraînera une transformation des os du membre et agira en sens inverse de la cause qui a produit la difformité. Seule cette modification artificielle pourra donner lieu à la forme et à la structure qui correspondent à la fonction normale, soit la forme et la structure normales, c'est-à-dire la guérison de la difformité.

Voilà pour les rapports réciproques entre la forme et la fonction des os. Le sujet de ma conférence est plus étendu encore. Il comprend aussi les rapports réciproques de la forme et de la fonction dans les autres parties de l'organisme. C'est surtout aux travaux de Wilhelm Roux, l'anatomiste de Halle, que nous devons de pouvoir étendre aux autres parties de l'organisme les conclusions qui découlent des recherches faites sur les os. Ce savant a réussi à démontrer la structure fonctionnelle d'une série d'autres organes.

Roux a trouvé dans la nageoire caudale du dauphin une structure qui, dit-il, « représente pour le tissu cellulaire ce que la structure du col du fémur représente pour le tissu osseux. La structure de cette nageoire, comme celle du col du fémur, ne peut avoir sa cause que dans une autoformation fonctionnelle qui l'approprie à son but (1). »

Les directions variées du trajet des fibres de la nageoire correspondent, de toutes parts, aux directions dans lesquelles se fait la plus grande dépense de forces. L'action

---

(1) Automorphose de Perrier. *Lamarkiens et Darwiniens*, p. 88. (Note du traducteur.)

trophique de l'irritation fonctionnelle engendre une structure de la nageoire qui correspond à sa forme extérieure
« et réciproquement cette forme extérieure est influencée
par la structure jusqu'à ce que, toutes deux, structure et
forme, aient atteint le degré de perfection le plus complet
exigé par l'usage auquel cette nageoire est destinée. »

Roux a montré aussi que, dans le tympan, la disposition des fibres principales, circulaires et radiaires, correspond aux directions dans lesquelles se produit la plus forte
tension pendant les vibrations.

Roux a étendu ses preuves aux fascias qui enveloppent
les muscles, aux valvules semilunaires du cœur, aux fibres
musculaires lisses des organes creux cylindriques, aux muscles striés des oreillettes du cœur dont les fibres se croisent
à angle droit, à la lumière des vaisseaux, dont la forme dépend de la force du jet sanguin, à la disposition des muscles
du squelette et au groupement lobulaire des cellules glan-
dulaires.

Les transformations des organes mous dans des conditions anormales ont été moins étudiées, mais pour autant
que nous le démontrent les recherches faites jusqu'ici, ces
*transformations sont analogues à celles que nous avons ap-
pris à connaître pour les os ;* il est probable que toutes les
recherches ultérieures viendront confirmer (1) les résultats
de ces premières études.

(1) Les recherches faites jusqu'à présent sur les modifications
fonctionnelles de parties molles placées dans des conditions nouvelles
se rapportent exclusivement aux muscles et tendons. — Roux a
montré que la longueur du muscle se modifie automatiquement suivant l'usage que l'on en fait. Il a démontré que la limitation de la
supination de l'avant-bras entraînait une diminution de la largeur
du muscle carré pronateur (Voy. Roux, *Über die Selbstregulation der
morphologischen Länge der Skeletmuskeln der Menschen. Jenaische Zeitschrift für Naturwissenschaft*, XVI, NF. IX. Bd ; 1883). Il a pu démontrer aussi dans un cas de kyphose très accentué que dans les longs
muscles dorsaux il y avait allongement du tendon aux dépens du
muscle raccourci.

Pour expliquer cette adaptation morphologique directe de la lon-

Pour terminer ma conférence, j'insisterai encore sur l'importance des faits que je viens de développer pour les conceptions phylogéniques et ontogéniques du développement des organismes.

D'après la théorie de Darwin, la formation d'une organisation appropriée repose uniquement sur la sélection de variations accidentelles, soit sur l'élimination de variétés impropres à la lutte pour l'existence. Cette théorie n'expliquait pas, dans les organes et tissus des êtres vivants, l'autoformation directe d'une organisation appropriée, et qui mieux est, durable ; elle ne l'expliquait ni pour des condi-

gueur du muscle et de son épaisseur sous l'influence d'une modification durable de son usage fonctionnel il a comme pour les os admis l'hypothèse de l'action trophique de l'excitation fonctionnelle.

Strassen a démontré aussi que dans l'ankylose du coude il se produit une adaptation de la longueur des fibres musculaires à la fonction nouvelle et cela jusque dans les moindres détails (*Zur Kenntniss der funktionellen Aupassung der quergestreiften Muskeln*, Stuttgart, 1883).

Enfin les recherches expérimentales de Marey et de Joachimsthal ont prouvé que lorsqu'on raccourcit le calcanéum d'animaux comme le lapin et le chat, chez lesquels il est très développé et que de ce fait on raccourcit le bras de levier auquel s'attache le triceps sural, le tendon d'Achille se rallonge tandis que la masse musculaire se raccourcit d'autant. Le résultat de ces expériences correspond au fait bien connu que dans la race nègre où le calcanéum est plus long que dans la race blanche, le triceps sural est plus long et le tendon d'Achille plus court que chez les blancs (Recherches expérimentales sur la morphologie des muscles, *Comptes-rendus hebd. des séances de l'Académie des Sciences*, 1887, p. 44) (Ueber selbstregulatorische Vorgänge am Muskel in Hoffa's Zeitschrift für Orthopaedische Chirurgie, Bd 4, 1896, Heft 4 et « Funktionelle Formveraenderung an den Muskeln » im Archiv für klinische Chirurgie, Bd 54, Heft 3, 1897. Presque toutes ces recherches se rapportent aux rapports de longueur et d'épaisseur des muscles et tendons et point aux détails de structure comme dans les études faites sur les os.

Quant à l'étude macroscopique et microscopique des conditions intimes du phénomène de la transformation des parties molles et des organes internes sous l'influence de conditions fonctionnelles nouvelles, elle est réservée à l'avenir. C'est un champ d'études plein de promesses qui est ouvert aux savants.

tions normales, ni pour des conditions toutes nouvelles et
anormales, c'est-à-dire pour le cas où, comme le dit *Roux*,
« les organes ont subi une modification définitive de la mo-
dalité et de l'importance de leurs fonctions, cette modification pathologique pouvant être ou acquise, ou embryonnaire,
ou produite par une altération des conditions vitales, ou
volontairement, comme par exemple, chez l'homme. »

Du Bois-Reymond, le premier, avait attiré l'attention sur
cette lacune de la théorie de *Darwin* et avait déjà reconnu
que, pour la combler il fallait démontrer que les échanges
vitaux étaient sous la dépendance de la fonction (1).

---

(1) Cette dépendance a été démontrée par moi en 1872 pour le
tissu osseux (*Archiv für klinische Chirurgie*, Bd 14, 1872, p. 301, je
m'exprimais alors ainsi : Toute hypertrophie comme aussi toute
atrophie de la substance osseuse dépend essentiellement des conditions statiques auxquelles l'os est soumis. A l'état normal, la cause
de ces conditions n'est autre chose que la tendance au maintien de
la fonction de l'os, qu'on peut définir son aptitude statique ; dans
les courbures pathologiques, c'est la tendance au rétablissement
de la fonction.

Déjà alors j'ai exprimé le point de vue (p. 310) qu'il s'agissait là
d'une loi générale s'appliquant à tous les tissus.

C'est en 1876 que E. du Bois-Reymond traitant de la théorie de
Darwin cherche à démontrer les rapports de dépendance qui existent
entre les échanges vitaux et la fonction. Voici comment il s'exprime
dans son discours du 6 juillet 1876 (*Darwin* versus *Galiani*) : « Une
explication logique de la finalité de la nature est impossible. » —
« La théorie de la sélection naturelle n'est qu'un prétexte pour
écarter dans la nature le principe de l'adaptation (adaptation non
mécanique). » — « La propriété qu'ont les organismes de se perfec-
tionner par l'exercice, n'a pas été suffisamment prise en considéra-
tion et opposée à la théorie de la sélection naturelle. »

En 1881 (Discours sur l'exercice, 2 août 1881) du Bois-Reymond
montre que les essais faits pour donner l'explication mécanique de
la finalité par la théorie de la sélection ont des chances d'aboutir :
« Les organismes supérieurs, dit-il, peuvent être considérés comme
des machines auto-perfectibles par l'exercice, montrant en cela une
analogie frappante avec l'auto-perfectibilité déjà constatée de l'en-
semble des êtres. » — « La structure si intéressante de la spongieuse des os a peut-être sa cause dans l'excitation nutritive et for-

Les travaux de *Wilhelm Roux* ont admirablement comblé cette lacune de la théorie de Darwin et lui ont ainsi donné toute sa valeur. Dans sa démonstration, W. Roux se base principalement sur l'importance fonctionnelle de la forme et de la structure des os.

D'après Roux, c'est la lutte pour l'existence ou sélection individuelle qui produit l'adaptation aux conditions extérieures d'existence, tandis que la lutte évolutive des différentes parties de l'organisme ou sélection partielle produit l'adaptation à l'intérieur de l'organisme, c'est-à-dire l'intensité productive maximale des différentes parties au point de vue dynamique.

Tandis que la sélection individuelle pourvoit au développement et au maintien de la race en sacrifiant les individus, la sélection partielle maintient et développe l'individu aux frais de ses propres parties.

Nous obtenons ainsi une adaptation de l'organisme à son but que la théorie de Darwin à elle seule ne suffisait pas à expliquer et à laquelle il n'était possible d'arriver que par l'action synergique de la sélection individuelle et de la sélection partielle.

Roux insiste sur le fait que les différentes parties de l'organisme paraissent capables d'une sélection partielle, ce qui semble être démontré par la dégénérescence rapide de ses principes actifs, muscles, nerfs, glandes, dès que toute excitation fonctionnelle est écartée. Néanmoins la preuve matérielle évidente de cette sélection n'a été donnée que par la démonstration de cette remarquable propriété du tissu osseux, qui lui permet, dans des conditions fonctionnelles

mative, qui se produit dans la direction de la pression et de la traction. »

C'est à la même époque que paraissait le remarquable travail de Wilhelm Roux « *Über den Kampf der Theile im Organismus* ». Ce travail dont *Charles Darwin* a dit « it is the most important book on evolution which has appeared for some time » et que Haeckel déclarait être « eine der wesentlichsten Ergänzungen der Selektionstheorie ».

nouvelles, de leur conformer sa structure et sa forme (1).

La loi de la transformation des os, comme je l'ai déjà exposé en 1884-1892, s'est révélée comme une pierre importante de l'édifice dont les naturalistes actuels poursuivent l'achèvement (2).

Résumons : La structure des différentes parties de l'organisme est déterminée par la fonction de ces parties, et ceci soit dans les conditions normales, soit dans les conditions pathologiques.

La structure n'est donc autre chose que l'expression corporelle de la fonction. La fonction détermine avec une régularité mathématique, soit la structure des différents organes dont dépend leur forme, soit la forme de tout l'organisme qui résulte de la forme de ses différentes parties.

La relation de dépendance qui existe entre la forme et la fonction est applicable non seulement au développement et au maintien de chaque être en particulier mais aussi au développement de la généralité des êtres vivants.

Cette relation de dépendance entre la forme et la fonction existe donc, comme Herbert Spencer l'avait prédit avant d'en avoir la preuve évidente « du commencement à la fin ».

La preuve évidente de la dépendance de la forme et de la fonction ne pouvait être donnée que par la découverte de *Culmann* d'une part et d'autre part par la démonstration du fait que dans les conditions pathologiques la structure et la forme des parties se transforment et s'adaptent aux conditions statiques nouvelles.

(1) Voyez Roux « *Der Züchtende Kampf der Theile im Organismus* », Leipzig, 1881 ; *Gesammelte Abhandlungen*, Leipzig, 1895, I, p. 419 et le Compte-rendu de Roux dans *Biologisches Centralblatt*, Bd 1, 1881, p. 243 et 250 ; *Gesammelte Abhandlungen*, I, p. 426 et 436.

(2) Voyez J. Wolff, *Gesetz der Transformation der Knochen*, p. 152, voir aussi J. Wolff, *Das Gesetz der Transformation der inneren Architectur der Knochen. — Sitzungsberichte der Kgl. preuss Akad. der Wissenschaften*, 1884, XXII, Sitzung vom 24 April 1884.

C'est avec une vive satisfaction que j'ai saisi l'occasion de faire devant vous la démonstration de mes projections.

La question des rapports réciproques entre la forme et la fonction ne touche pas seulement à l'anatomie, à la biologie, à la pathologie et à la thérapie médicale et chirurgicale, elle s'étend aussi à la zoologie, à la botanique, aux mathématiques et à l'architecture.

Aucune assemblée mieux que celle-ci, composée de naturalistes et de médecins, ne me paraît plus qualifiée pour éveiller en moi l'espoir que mes démonstrations provoqueront chez les uns ou les autres de vous le désir de continuer mes recherches.

Qu'il me soit permis de rappeler ici que c'est dans une séance de la société des sciences naturelles de Zurich, société fréquentée par des naturalistes et des médecins, que Culmann a eu l'occasion d'assister à la démonstration de la fine structure macroscopique de l'os faite par l'anatomiste Hermann von Meyer.

C'est cette démonstration qui a amené le mathématicien Culmann à faire sa découverte. Celle-ci a été le point de départ de tous les travaux récents sur l'importance de la fonction comme cause déterminante de la forme.

C'est alors que Culmann a pu dire « que jamais ses travaux scientifiques ne lui procurèrent une surprise plus agréable que le jour où il put constater la merveilleuse concordance entre les effets de la nature et les résultats de ses recherches statigraphiques. »

Puisse cette réminiscence à l'histoire de la découverte de Culmann servir aussi à honorer la mémoire de Oken qui en fondant notre congrès a le premier eu l'idée de l'importance qu'il y a à réunir naturalistes et médecins pour la discussion scientifique.

Dijon. — Imprimerie Darantiere.